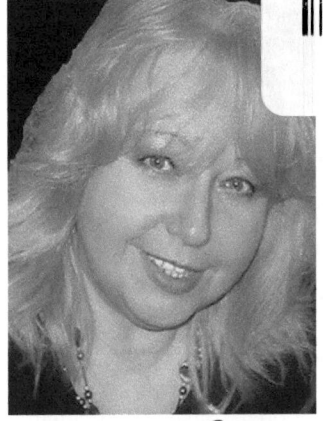

Jutta Schütz

wurde in Lebach (Saarland) geboren.

Mit ihrem ersten Bestseller "Plötzlich Diabetes" (2008) gilt die Autorin bei Kritikern als Querdenkerin. 2010 startete sie mit ihren Gesundheitsbüchern ihr Pilotprojekt in Bruchsal und später bei der VHS in Wolfsburg. Schütz schreibt Bücher, die anspornen, motivieren und spezielles Insiderwissen liefern. Sie hat bis heute über 95 Bücher geschrieben und an vielen anderen Büchern mitgewirkt. Zudem hilft sie als Mentorin und Coach vielen Neuautoren bei der Veröffentlichung ihrer Bücher.

Als Journalistin schreibt sie für viele Verlage und Zeitungen. Ihre Themen sind: Gesundheit, Psychologie, Kunst, Literatur, Musik, Film, Bühne, Entertainment. Weitere Informationen zur Autorin und ihren Büchern findet man in den Verlagen, auf ihrer Webseite sowie im Kultur-Netzwerk.

Mehr Infos finden Sie auf der Webseite:

www.jutta-schuetz-autorin.de

www.die-gruppe-48.net/Funktionstraeger

© **2018 Autor: Jutta Schütz (1. Auflage)**
© 2018 Buchsatz, Layout, Buchgestaltung
© 2018 Buchidee: Jutta Schütz
www.jutta-schuetz-autorin.de
E-Mail: info.jschuetz@googlemail.com

© **2018 Herstellung und Verlag:**
BoD – Books on Demand, Norderstedt
ISBN: 9783752831214

Bibliografische Information der Deutschen Nationalbibliothek:
Die Deutsche Nationalbibliothek verzeichnet diese Publikation in der Deutschen Nationalbibliografie; detaillierte bibliografische Daten sind im Internet über http://dnb.d-nb.de abrufbar.

Jutta Schütz

Die grüne
LOW CARB Küche

54 kohlenhydratarme Rezepte

Inhaltsverzeichnis

05 Infos über das Gemüse

Infos über das Gemüse

Die Farbe GRÜN steht nicht umsonst für LEBEN und VITALITÄT, auch grüne Speisen regenerieren und halten uns gesund. Zum Beispiel kräftigt grünes Blattgemüse das Immunsystem. Bioaktive Substanzen zerstören Viren und Bakterien und hemmen entzündliche Prozesse. Lange Zeit wurden bioaktive Substanzen unterschätzt, denn sie haben zahlreiche Vorteile für den Körper und sie beugen oxidativem Stress vor.

Die Bitterstoffe schmecken leicht salzig, haben aber Turbowirkung auf unsere Gesundheit. Sie hemmen Entzündungen, regen die Verdauung an, sind harntreibend (entwässern) und sie wirken wie ein Langzeit-Zellschutz.

Frisches Gemüse und Obst sind wichtig aufgrund ihres hohen Gehaltes an Vitamin C, welches die Aufnahme von Eisen begünstigt. Sie verfügen auch über eine große Menge sekundärer Pflanzenstoffe, die das Blut reinigen. Hinzu kommen zahlreiche Spurenelemente und Mineralien wie Kalium, Kalzium, Magnesium, Natrium, Phosphor, Mangan und Zink.

Grünes Blattgemüse enthält auch Vitamine der B-Gruppe und Carotinoide, die Vorstufe von Vitamin A. Es stärkt das Herz und schützt vor Arteriosklerose (Vitamin B, Folsäure). Die wirksamen Pflanzenschutzstoffe beugen außerdem Gefäßerkrankungen vor.

Es gibt Forschungen der Bostoner Rush University in Kalifornien von 2015: Diese stellten fest, dass grünes Blattgemüse das Nachlassen kognitiver Fähigkeiten im Alter erkennbar reduzieren können.

Die Forscher führen dies auf das enthaltene Vitamin K zurück. Ebenso sind auch Lutein und Betacarotin an diesen Vorgängen beteiligt.

Quelle:

http://www.billroth-apotheke.at/2014/11/gruenes-blattgemuese-jungbrunnen-fuers-gehirn/

Zum Beispiel das Gemüse "Brokkoli": Es steht auf Platz eins der zehn Gemüse, die zur Vorbeugung von Krebs empfohlen werden. Es enthält fünfmal so viel Kalzium, zweimal so viel Eisen, fünfzehnmal so viel Karotin und viermal so viel Vitamin C wie der Blumenkohl. Und er hat viel Vitamin C, B-Vitamine und Folsäure. Es ist ein Extrakt aus Brokkolisprossen, das eine besondere starke krebshemmende Wirkung besitzt, berichten amerikanische Forscher. Das Gemüse hat außerdem eine Substanz, welche die Haut vor schädlicher UV-Strahlung schütz.

Yuesheng Zhang vom Roswell Park Cancer Institute in Buffalo erklärt, dass die Krebsschutzwirkung einiger Gemüsesorten zum Teil auf ihrem hohen Gehalt an Isothiocyanaten beruht. Diese Inhaltsstoffe werden mit dem Urin ausgeschieden. Sie entfalten sich also in besonderem Maß im Blasengewebe. So enthalten Brokkolisprossen zirka 30 mal mehr Isothiocyanate als das reife Gemüse.

Weitere Quelle: Patienteninformation zu dem Brokkoli-Inhaltsstoff Sulforaphan und weitere wertvolle Tipps für eine gesunde Ernährung:

https://www.klinikum.uni-heidelberg.de/fuer-Patienten.111688.0.html

Der Spinat galt lange Zeit als Eisenlieferant Nummer Eins. Der Glaube beruht auf einem einfachen mathematischen Fehler. Ein Wissenschaftler setzte das Komma hinter der Null falsch und schon glaubte man, Spinat würde eine riesige Menge an Eisen enthalten. Er enthält drei bis vier Gramm Eisen, Linsen dagegen doppelt so viel. Trotzdem ist der Spinat gesund. Er soll gegen Fieber, Blähungen, Entzündungen, und Nierensteine helfen und die Samen gelten als Abführmittel. In der Naturheilkunde wird der Spinat zur Behandlung von Verdauungsbeschwerden, Müdigkeit und Blutarmut eingesetzt.

Wer Spinat am nächsten Tag wieder aufwärmen will, sollte das Gericht möglichst schnell abkühlen und anschließend im Kühlschrank lagern. Aufgewärmter Spinat schadet Erwachsenen nicht, Kleinkinder hingegen sollten keinen aufgewärmten Spinat bekommen, und Säuglinge dürfen überhaupt keinen Spinat essen.

Weitere Quelle: http://www.spiegel.de/wissenschaft/medizin/nitrate-im-gemuese-spinat-macht-stark-a-743072.html

Der Mangold kommt wie das meiste Gemüse aus dem Mittelmeerraum. Das Gemüse ist seit dem 13. Jahrhundert auch in Deutschland heimisch. Die großen Blätter eignen sich hervorragend zum Füllen oder als Wickel.

Er ist sehr kalorienarm und verfügt über einen hohen Gehalt an Vitamin C, Kalium, Calcium, Magnesium, Eisen, Folsäure, Vitamin B1, B2 und Beta-Carotin. Im Mangold ist auch eine Reihe bioaktiver Substanzen enthalten, denen verschiedene krankheitsvorbeugende Wirkungen zugesprochen werden. Durch die hohe Menge an Pflanzenfarbstoffen (Karotene) werden die Zellen und Schleimhäute unseres Körpers geschützt und gelten als wirksame Helfer gegen Krebs.

Mangold belebt das Gehirn, schütz die Nerven und wirkt Konzentrationsstörungen entgegen.

Weitere Quelle: www.apotheken-umschau.de/Mangold

Die Paprika ist im unreifen Zustand grün, wird mit zunehmendem Reifegrad gelblicher und rötlicher und damit auch süßlicher. Es ist aber egal ob sie rot, gelb oder grün ist, die Inhaltstoffe unterscheiden sich nur wenig voneinander. Das Gemüse ist reich an Zink, Kalium, Magnesium, Calcium, Vitamin A, B und C. In der roten Paprika ist der Vitamin C-Gehalt im Vergleich zu andersfarbigen Paprika besonders hoch.

Schon von den amerikanischen Ureinwohnern wurde die Frucht als Heilmittel gegen Arthrose verwendet. Heute werden die Wirkstoffe der Paprika in den ABC-Pflastern, die zur Linderung von rheumatischen Schmerzen benutzt werden, verwendet. Auch bei Migräne und Hexenschuss wird die capsaicinhaltige Paprika eingesetzt.

Weitere Quelle: http://magazin.gartenzeitung.com/Gesundheit-und-Ernaehrung/Paprika-hilft-gegen-Migrane.html

Der grüne (auch der weiße) Spargel ist reich an wertvollen Inhaltsstoffen und enthält viele wichtige Vitamine und Mineralstoffe wie Vitamin A, C, B1, E, Kalzium, Kalium, Magnesium und Phosphor sowie Spurenelemente wie Eisen und Zink. Die im Spargel enthaltene Asparagusinsäure wirkt harntreibend und sie sorgt für eine entwässernde und blutreinigende Wirkung. Studien weisen darauf hin, dass sekundäre Pflanzenstoffe, wie z. B. die Saponine, auf manche Krebszellen hemmend wirken.

Unangenehm ist, dass der Spargel den Urin vieler Menschen nach dem Verzehr ziemlich übel riechen lässt. Der Spargel wirkt harntreibend, die Stangen bestehen aus 90 Prozent Wasser und enthalten viel Kalium sowie Asparagusinsäure. Mit dieser Säure schützt sich der Spargel vor Bakterienbefall. Der polnische Chemiker Marceli Nencki machte Ende des 19. Jahrhunderts das Molekül Methanethiol für den übel riechenden Urin verantwortlich, das in leichten Variationen auch im Drüsensekret des Stinktiers enthalten ist.

Es kann erblich bedingt sein, wenn der Körper Asparagusinsäure zu stinkenden Schwefelverbindungen verstoffwechselt.

Weitere Quelle: www.pharmazeutische-zeitung.de/index.php?id=29757

Schon bei den Griechen und Römern wurde der Chicorée als Heilmittel genutzt. Die Bitterstoffe regen die Magensäfte und den Gallenfluss an und senken den Blutzuckerspiegel. Die Entgiftungsfunktion der Leber und die Verdauung werden angekurbelt und die Bitterstoffe helfen den Säure-Base-Haushalt im Körper zu regulieren.

Die Pflanze enthält Vitamine der B-Gruppe, Vitamin C, Provitamin A, Folsäure, Natrium, Kalium, Magnesium, Calcium, Eisen und Phosphor. Außerdem Mineralstoffe, die für die Blutbildung verantwortlich sind und den Muskel- und Knochenaufbau unterstützen.

Die Tiernahrungsindustrie weiß diese Pflanze auch zu schätzen. Chicorée-Extrakt wird zum Beispiel als Zusatz in hypoallergenem Hundefutter verwendet.

Weitere Quelle:

www.lifeline.de/ernaehrung-fitness/chicoree-salat-gemuese-id121899.html

REZEPTE

Alle Rezepte sind für 2 Personen

Brokkoli in Mandelmilch-Curry-Soße

❖ **Zutaten:**

2 Brokkoli
1 Gemüsezwiebel
2 Möhren
200 g Champignons
150 ml Mandelmilch (ungesüßt)
150 ml Gemüsebrühe
2 EL Zitronensaft
3 EL Crème fraîche
2 TL Currypulver
½ TL Salz
3 – 4 Prisen Pfeffer
2 – 3 EL Olivenöl

❖ **Zubereitung:**

Zwiebel klein würfeln. Brokkoli waschen, in Röschen teilen. Möhren schälen, Champignons putzen und in dünne Scheiben schneiden. Pfanne heiß werden lassen, Öl hinzu geben und die Zwiebel und den Curry hinzu geben und kurz anbraten. Brokkoli und Möhre hinzu geben und zirka 5 Minuten anbraten. Mit Mandelmilch, Gemüsebrühe und Zitronensaft ablöschen und weitere 8 Minuten garen. Champignons und Crème fraîche zugeben und 4 Minuten köcheln. Mit den Gewürzen abschmecken.

Brokkoli-Möhren Suppe

❖ **Zutaten:**

2 große Brokkoli
2 Möhren
1 Stange Porree
1 Liter Gemüsebrühe
200 g geriebener Käse
200 ml flüssige Sahne
2 EL Zitronensaft
½ TL Salz
½ TL Chilipulver
2 EL Schnittlauch

❖ **Zubereitung:**

Brokkoli, Möhren, Porree waschen und in kleine Stücke schneiden. In der Gemüsebrühe zirka 20 Minuten garen. Die restlichen Zutaten (ohne Schnittlauch, Käse) hinzugeben und vorsichtig zu einem Brei stampfen. Suppe in die Teller geben und mit Schnittlauch und Käse bestreuen.

Brokkoli-Auflauf mit Kirschtomaten

❖ **Zutaten:**

2 große Brokkoli
1 Pack Feta-Käse
250 g Kirschtomaten
1 Zwiebel
2 EL Zitronensaft, 6 EL flüssige Sahne
½ TL Salz, ½ TL Chilipulver

❖ **Zubereitung:**

Brokkoli im kochenden Wasser zirka 8 Minuten garen. In die gefettete Auflaufform geben. Kirschtomaten halbieren, darauf verteilen. Mit Salz und Chilipulver würzen. Zwiebel schälen und in dünne Ringe schneiden, auf die Tomaten geben. Feta-Käse in schmale Streifen schneiden und darauf legen. Mit dem Zitronensaft und der Sahne beträufeln. Im Ofen bei 180 Grad zirka 25 Minuten überbacken.

Brokkoli im Wok

❖ **Zutaten:**

2 große Brokkoli
2 große grüne Paprikaschoten
1 Zwiebel
1 Orange
100 g Walnüsse
200 ml Gemüsebrühe
½ TL Salz, 2 Prisen Pfeffer
3 EL Olivenöl
2 – 3 Prisen Ingwerpulver, ½ TL Chilipulver

❖ **Zubereitung:**

Brokkoli, Paprikaschoten und Zwiebel putzen und in dünne Streifen schneiden. Die Orange auspressen. Walnüsse hacken. Ein großer Wok heiß werden lassen, Öl hinzu geben und den Brokkoli, Paprika und Zwiebel zirka 8 Minuten garen. Gewürze, Walnüsse, Gemüsebrühe und den Orangensaft hinzugeben und 3 Minuten mit garen.

Brokkoli-Auflauf mit Champignons

❖ **Zutaten:**

2 große Brokkoli
1 große Gemüsezwiebel
2 große Möhren
400 g Champignons
200 ml flüssige Sahne, 150 g Crème fraîche
200 g geriebener Käse
1 EL Zitronensaft, 2 EL Olivenöl
½ TL Salz, ½ TL Pfeffer

❖ **Zubereitung:**

Brokkoli waschen, in kleine Rösschen schneiden und in die gefettete Auflaufform geben. Zwiebel und Möhren schälen, in kleine Würfel schneiden und in der Pfanne mit dem Öl kurz andünsten, mit dem Öl über den Brokkoli geben. Pilze putzen, in dünne Scheiben schneiden und über den Brokkoli geben. Crème fraîche, Sahne, Gewürze und den Zitronensaft mischen und zu der Brokkoli-Masse geben. Mit dem Käse bestreuen und im Ofen zirka 40 Minuten bei 180 Grad backen.

Brokkoli-Kohlrabi Salat

❖ **Zutaten:**

1 großes Glas Kohlrabi-Stifte
1 großer Brokkoli
2 große Möhren
750 ml Gemüsebrühe
5 EL Parmesan-Käse
2 EL Zitronensaft, 2 – 3 Prisen Pfeffer, 1 EL Olivenöl

❖ **Zubereitung:**

Gemüsebrühe zubereiten. Brokkoli, Möhren waschen in Würfel schneiden und für zirka 8 Minuten zu der Gemüsebrühe geben. Kohlrabi-Stifte abtropfen lassen und in eine Schüssel geben. Von der Gemüsebrühe zirka eine Tasse darüber geben. Abgetropfter Brokkoli und die Möhren dazu geben und den Parmesan Käse untermischen. Mit Zitronensaft, Olivenöl und Pfeffer abschmecken.

Brokkoli mit Lachs

❖ **Zutaten:**

2 große Brokkoli
200 g Räucherlachs
200 ml flüssige Sahne
1 EL Zitronensaft
2 Eier
150 g geriebenen Käse
½ TL Salz
3 Prisen Pfeffer
½ TL Currypulver
1 TL fein geschnittener Dill

❖ **Zubereitung:**

Brokkoli waschen, in Röschen teilen. Die Stiele in feine Scheiben schneiden, zirka 8 Minuten blanchieren. Brokkoli abtropfen lassen und in die gebutterte Auflaufform legen. Lachs in Streifen schneiden und auf den Brokkoli geben. In einem Topf die Sahne erwärmen (nicht kochen), zirka 50 g Käse hinzugeben und schmelzen lassen. Eier hinzugeben, gut verrühren (nicht kochen) und mit Salz, Pfeffer, Curry, Dill und Zitronensaft würzen. Die Soße über dem Brokkoli und Lachs verteilen und den restlichen Käse darauf streuen. Bei 200 Grad zirka 30 Minuten garen.

Brokkoli Blumenkohl Auflauf

❖ **Zutaten:**
2 große Brokkoli
½ Blumenkohl
2 kleine Tomaten
100 g Crème fraîche
2 Eier
100 g geriebener Käse
50 g geriebener Parmesan
½ TL Salz, 3 Prisen Pfeffer, 2 Prisen Muskatnuss

❖ **Zubereitung:**
Brokkoli und Blumenkohl waschen und in kleine Röschen zerteilen. In Salzwasser zirka 8 Minuten garen. Tomaten waschen und in kleine Würfel schneiden. Das Gemüse abtropfen lassen und in eine gebutterte Auflaufform legen. Die Tomaten darüber streuen. Crème fraîche, Eier, Parmesankäse und die Gewürze gut verrühren und über dem Gemüse verteilen. Den Käse darüber streuen. Im Backofen zirka 30 Minuten garen.

Brokkoli Pesto

❖ **Zutaten:**
2 Brokkoli
1 Bund Basilikum
100 g gemahlene Mandeln
150 g geriebener Parmesankäse
4 Zehen Knoblauch
70 ml Hühnerbrühe
1 EL Balsamicoessig
2 EL Zitronensaft
½ TL Salz, 3 Prisen Pfeffer

❖ **Zubereitung:**
Alle Zutaten mischen und in einer Küchenmaschine gut mixen.

Brokkoli- Buttermilch-Smoothie

❖ Zutaten:

1 Brokkoli
2 Hand voll frischen Blattspinat
1 kleine Banane
1 Apfel
300 ml Buttermilch
250 ml Wasser
2 EL Zitronensaft
2 EL Streusüße

❖ Zubereitung:

Brokkoli waschen und grob zerkleinern. Spinat waschen und grob zerkleinern. Banane schälen und grob zerkleinern. Apfel waschen, schälen und das Kerngehäuse entfernen, grob zerkleinern. Alle Zutaten in den Mixer geben und gut durchmixen. In hohen Gläsern servieren.

Spinat mit Kabeljau und Tomatensoße

❖ **Zutaten:**

400 g frischen Spinat
2 kleine Kabeljaufilets (à zirka 120 g)
2 Kugeln Mozzarella (à zirka 100 g)
1 kleine Dose passierte Tomaten
1 kleine Zwiebel
1 Knoblauchzehe
2 EL getrocknete Kräuter
1 EL Öl
1 EL Zitronensaft
1 TL mittelscharfer Senf
½ TL Salz, 3 Prisen Pfeffer, 2 Prisen Muskatnuss

❖ **Zubereitung:**

Tomaten im Topf leicht erhitzen und mit Salz, Pfeffer und den Kräutern würzen. Die Tomaten anschließend in eine gebutterte Auflaufform geben. Kabeljau waschen, abtupfen, salzen und pfeffern und auf die Tomaten legen. Die Zwiebel und die Knoblauchzehe sehr fein würfeln und leicht in Öl andünsten. Spinat waschen, abtropfen lassen und in die Pfanne zu der Zwiebelmasse geben und zirka 3 Minuten andünsten. Mit dem Senf, Salz, Pfeffer, Muskatnuss und Zitronensaft würzen und auf dem Fisch verteilen. Den Mozzarella abtropfen lassen und in Scheiben schneiden. Auf den Spinat legen. Im Backofen bei 180 Grad zirka 25 Minuten backen.

Spinat mit Käse überbacken

❖ **Zutaten:**
400 g TK Blattspinat
2 Möhren
1 Zwiebel, 2 Knoblauchzehen
150 g Schafskäse, 100 g Gouda-Käse
2 EL Zitronensaft
150 g Crème fraîche
½ TL Salz, 3 Prisen Pfeffer
3 EL Olivenöl

❖ **Zubereitung:**
Zwiebel schälen, in kleine Würfel schneiden. Knoblauch schälen, in dünne Scheiben schneiden. Möhren schälen und in feine Scheiben schneiden. Möhren, Zwiebel, Knoblauch im Öl andünsten, den Spinat hinzu geben, würzen. Langsam garen, bis er fertig ist. In die Auflaufform schichten, den Schafskäse dazwischen legen und Crème fraîche, Zitronensaft und Gouda darüber geben. Bei 180 Grad zirka 25 Minuten überbacken.

Spinat mit Champignons

❖ **Zutaten:**
400 g TK Blattspinat
400 g Champignons
1 Zwiebel
200 g Frischkäse
2 EL Zitronensaft
200 ml flüssige Sahne
2 – 3 EL Olivenöl
½ TL Salz, ½ TL Chilipulver

❖ **Zubereitung:**
Zwiebel schälen und klein würfeln, mit Öl anschwitzen. Den Spinat dazu geben und garen. Pilze putzen und in dicke Scheiben schneiden, in einer 2. Pfanne garen, würzen, Zitronensaft und die Sahne dazu geben. Den Spinat auf zwei Teller verteilen und die Pilze darauf legen.

Spinat-Lasagne mit Tomaten

❖ **Zutaten:**

600 g TK Spinat
1 Zwiebel
5 EL gehackte Walnüsse
400 g Tomaten
200 g Ziegenkäse
4 Scheiben Gouda-Käse
150 ml Gemüsebrühe
200 ml Kokosmilch
1 EL Zitronensaft
2 – 3 EL Olivenöl
½ TL Salz
½ TL Currypulver
½ TL Chilipulver
2 Prisen Pfeffer

❖ **Zubereitung:**

Zwiebel schälen, klein würfeln, in Öl anschwitzen. Den Spinat dazu geben und fertig garen, würzen. Mit den gehackten Walnüssen mischen, in die Auflaufform geben. Tomaten waschen und in Scheiben schneiden, in die Form geben. Ziegenkäse zerkrümeln und über die Tomaten geben. Gemüsebrühe, Kokosmilch und Zitronensaft verrühren und darüber schütten. Mit Gouda-Käse abdecken und bei 180 Grad im Ofen zirka 35 Minuten überbacken.

Spinat- Erdbeere- Avocado-Smoothie

❖ **Zutaten:**
2 Hand voll Spinatblätter
200 g gefrorene Erdbeeren
1 reife Avocado
2 EL Kakaopulver (ohne Zucker)
1 EL Streusüße, 1 Vanilleschote
1 EL geriebene dunkle Schokolade (75%)

❖ **Zubereitung:**
Den Spinat waschen und grob hacken. Die Avocado waschen und die Frucht längs rundum mit einem Messer einschneiden. Beide Avocado-Hälften gegeneinanderdrücken und drehen, sodass sich eine Hälfte vom Samen ablöst. Den Samen vorsichtig mithilfe eines Messers herauslösen. Das Fruchtfleisch in den Mixer geben. Alle Zutaten (NICHT die dunkle Schoko) in den Mixer geben und gut durchmixen. In hohe Gläser füllen und mit der dunklen Schokolade bestreuen.

Spinat- Mango- Apfel-Smoothie

❖ **Zutaten:**
1 Mango
1 Apfel
2 Hand voll Spinatblätter
1 kleine Salatgurke
1 EL Zitronensaft, 250 ml Wasser, 1 Tasse Eiswürfel

❖ **Zubereitung:**
Die Mango waschen und schälen. Der Kern löst sich nicht gut vom Fruchtfleisch. Mango nach dem Schälen der Länge nach aufschneiden. So erhalten Sie zwei große Fruchtstücke, die Sie in kleine Würfel schneiden. Apfel waschen, schälen, Kerngehäuse entfernen und in kleine Stücke schneiden. Salatgurke waschen und mit der Schale in kleine Stücke schneiden. Spinat waschen, grob hacken und alle Zutaten (ohne Eiswürfel) in den Mixer geben. Serviert wird in hohen Gläsern mit Eiswürfeln.

Spinat mit Blumenkohl

❖ **Zutaten:**

500 g TK Blattspinat
1 kleiner Blumenkohl
1 Zwiebel
200 ml flüssige Sahne
2 EL Zitronensaft
2 EL Schnittlauch
2 EL Walnüsse
2 EL Sonnenblumenöl
½ TL Salz
3 Prisen Pfeffer

❖ **Zubereitung:**

Walnüsse hacken und zur Seite stellen. Blumenkohl putzen und in Röschen schneiden. Im Salzwasser (1 EL Salz) zirka 10 Minuten garen. Zwiebel schälen, klein würfeln und mit Öl anschwitzen, den Spinat dazu geben und fertig garen. Die Sahne, Zitronensaft und die Gewürze hinzu geben. Den Blumenkohl auf 2 Teller verteilen und mit der Spinatmischung übergießen. Mit Walnüsse und Schnittlauch bestreuen.

Spinat Muffins mit Feta

❖ **Zutaten:**

200 g TK Spinat
100 g Feta
4 Tomaten
2 TL Backpulver
4 EL Eiweißpulver
2 Eier
2 EL Olivenöl
100 ml flüssige Sahne
1 TL Salz
3 Prisen Pfeffer

❖ **Zubereitung:**

Tomaten waschen, in Scheiben schneiden, auf zwei Teller legen, mit Salz und Pfeffer würzen. Spinat auftauen lassen, Feta in kleine Stücke schneiden. Eiweißpulver mit Backpulver, Salz und Pfeffer mischen. Eier mit Öl und Sahne verquirlen. Spinat, Eiweißpulvermischung und die Eiermischung zusammen rühren. Feta-Würfeln unterheben. Das Ganze in Muffin-Formen geben, bei 180 Grad zirka 20 Minuten backen. 5 Minuten ruhen lassen und warm servieren. Die Tomaten dazu geben.

Spinat mit Joghurt & Sesam

❖ Zutaten:

300 g TK Spinat
½ Blumenkohl
1 Zwiebel
200 ml Naturjoghurt
2 EL Zitronensaft
2 EL gerösteter Sesam
½ TL Kümmel
½ TL Salz
1 TL gemahlener Koriander
1 TL Currypulver
2 EL Olivenöl

❖ Zubereitung:

Blumenkohl putzen, in Röschen teilen und im Salzwasser (1 EL Salz) zirka 10 Minuten garen. Zwiebel schälen, in kleine Würfel schneiden, im Öl andünsten. Spinat und die Gewürze dazu geben, fertig garen. Joghurt, Zitronensaft dazu geben. Blumenkohl auf die Teller legen und die Spinatmischung darüber geben. Mit dem Sesam bestreuen.

Spinat-Curry mit Kürbis

❖ **Zutaten:**

400 g frischer Spinat
200 g Kürbis-Stücke (Butternut)
1 kleine Zwiebel
1 Knoblauchzehe
200 ml Mandelmilch (ungesüßt)
200 ml Gemüsebrühe
2 EL Zitronensaft
½ TL Ingwerpulver
½ TL Chilipulver
1 TL Currypulver
½ TL Salz
2 Prisen Pfeffer
2 EL Zitronensaft

❖ **Zubereitung:**

Spinat waschen und abtrocknen. Kürbis waschen, Fruchtfleisch würfeln. Zwiebel und Knoblauch schälen und fein würfeln. Pfanne heiß werden lassen und Öl hinzugeben. Zwiebel, Knoblauch darin andünsten. Kürbiswürfel und die Gewürze hinzu geben und mit der Gemüsebrühe und dem Zitronensaft ablöschen. Zirka 12 Minuten köcheln lassen. Kokosmilch und Spinat unterheben und ein paar Minuten erhitzen, bis der Spinat zusammengefallen ist. Nochmal abschmecken.

Mangold mit Käse-Kugeln

❖ **Zutaten:**
500 g Mangold
150 g Bergkäse
150 g Doppelrahmfrischkäse
2 EL Zitronensaft
2 EL Schnittlauch
3 Prisen Muskatnuss, 1 TL Paprikapulver
½ TL Salz
2 EL Olivenöl

❖ **Zubereitung:**
Mangold putzen, Stiele auslösen. Blätter in mundgerechte Stücke schneiden, Stiele in sehr feine Stücke schneiden. Mangoldstiele in Öl zirka 7 Minuten dünsten, zum Schluss die Blätter dazugeben. Alles in eine Schüssel geben und abkühlen lassen. Bergkäse mit Frischkäse, Zitronensaft, Schnittlauch und Gewürze verkneten und kleine Kugeln formen und auf den Salat legen.

Mangold mit Birnen

❖ **Zutaten:**
500 g Mangold
1 Zwiebel
3 Birnen aus der Dose (ungesüßt)
100 g Crème fraîche
2 EL Zitronensaft
2 EL Olivenöl
½ TL Salz, 2 Prisen Pfeffer

❖ **Zubereitung:**
Mangold waschen, Stängel fein schneiden, Blätter grob schneiden. Birnen abtropfen lassen, in Scheiben schneiden. Zwiebel schälen, in feine Würfel schneiden und mit Öl in der Pfanne 5 Minuten dünsten. Die Mangoldstängel hinzu geben, 8 Minuten dünsten. Blätter hinzu geben, weitere 3 Minuten dünsten. Crème fraîche, Zitronensaft, Salz und Pfeffer dazu geben und mischen. Die Birnen 2 Minuten mitbraten.

Mangold Tomaten Salat

❖ **Zutaten:**

400 g junger Mangold
3 Tomaten
100 g Feta
1 Zwiebel
3 EL Kräuter
6 hart gekochte Eier
2 EL Balsamicoessig
1 EL Zitronensaft
2 EL Olivenöl
½ TL Salz
2 – 3 Prisen Pfeffer

❖ **Zubereitung:**

Mangoldblätter waschen, in dünne Streifen schneiden. Tomaten waschen und in dünne Streifen schneiden. Eier vierteln. Zwiebel schälen, klein würfeln, in eine Schüssel geben. Mangold, Tomaten, Kräuter, Essig, Zitronensaft, Salz, Pfeffer und Öl hinzu geben, mischen. Salat auf Tellern verteilen, Feta krümeln, auf dem Salat verteilen, Eier darauf geben.

Mangold Auflauf

❖ **Zutaten:**

600 g Mangold
400 g Feta
100 g Gouda
2 Möhren
1 Zwiebel
2 Tomaten
200 ml flüssige Sahne
2 EL Zitronensaft
2 EL Olivenöl
½ TL Salz
3 Prisen Pfeffer

❖ **Zubereitung:**

Mangold waschen, Blätter in grobe Streifen schneiden, Stiele extra fein schneiden. Zwiebel schälen, in kleine Würfel schneiden. Möhren schälen in feine Scheiben schneiden. Zwiebel und Möhren in Öl zirka 3 Minuten anschwitzen und den Mangold, Gewürze, Zitronensaft und Sahne hinzu geben. Mit geschlossenem Deckel für zirka 10 Minuten garen. Feta in grobe Würfel schneiden und mit der Mangoldmasse in die Auflaufform geben. Mit Gouda überstreuen und bei 180 Grad zirka 35 Minuten überbacken.

Mangold-Blumenkohl & Erdnuss-Soße

❖ **Zutaten:**

400 g Mangold
½ Blumenkohl
1 Zwiebel
2 EL Erdnussbutter
4 EL gehackte Erdnüsse
200 ml flüssige Sahne
2 EL Zitronensaft
2 EL Olivenöl
½ TL Salz
2 Prisen Pfeffer
½ TL Knoblauchpulver
½ TL Currypulver

❖ **Zubereitung:**

Blumenkohl putzen, in Röschen schneiden, im Salzwasser (1 EL Salz) zirka 10 Minuten gar kochen. Zwiebel schälen, klein würfeln. Mangold (Stiele sehr fein schneiden) putzen, waschen und die Blätter in breite Streifen schneiden. Öl, Zwiebel, Mangold in die Pfanne geben, kurz anschwitzen, Sahne, Zitronensaft, Erdnussbutter und Gewürze dazu geben, 5 Minuten weiter garen. Blumenkohl auf die Teller anrichten und die Mangoldmasse darauf verteilen. Mit den gehackten Nüssen bestreuen.

Mangold mit Möhren

❖ **Zutaten:**

500 g Mangold
2 große Möhren
1 Zwiebel
200 g Crème fraîche
2 EL Zitronensaft
½ TL Salz
2 Prisen Pfeffer
3 EL Olivenöl

❖ **Zubereitung:**

Mangold waschen, von den Stielen abtrennen, in breite Streifen schneiden (Stiele in feine Streifen schneiden). Möhren schälen, in feine Streifen schneiden. Zwiebel schälen, in kleine Würfel schneiden, in der Pfanne mit Öl 2 Minuten andünsten und den Mangold und die Möhre dazu geben. Mit Salz, Pfeffer würzen und zirka 6 Minuten zugedeckt dünsten. Crème fraîche dazu geben und 3 Minuten leicht sämig einkochen lassen Zum Schluss den Zitronensaft dazu geben.

Mangold- Fenchel-Smoothie

❖ **Zutaten:**

½ Fenchel
8 Blätter Mangold
1 kleine Banane
4 Datteln
2 EL Zitronensaft
2 EL Streusüße
300 ml Wasser

❖ **Zubereitung:**

Fenchel und den Mangold waschen und grob hacken. Banane schälen und in kleine Stücke schneiden. Alle Zutaten in den Mixer geben und gut durchmixen.

Mangold mit Schafskäse

❖ **Zutaten:**

500 g Mangold
1 kleine Zwiebel
1 Knoblauchzehe
200 g Schafskäse
200 ml Crème fraîche
200 ml Naturjoghurt
2 EL Zitronensaft
3 EL Olivenöl
½ TL Salz
2 Prisen Pfeffer
½ TL Currypulver

❖ **Zubereitung:**

Zwiebel, Knoblauch fein würfeln, in Öl andünsten. Mangold waschen, in feine Streifen schneiden und zirka 5 Minuten blanchieren. Mangold in die Pfanne geben und zirka 8 Minuten dünsten. Mit den Gewürzen abschmecken, den Zitronensaft hinzu geben. Schafskäse würfeln, darüber streuen und mit Crème fraîche verrühren. Den Mangold auf zwei Teller verteilen und den frischen Joghurt darauf geben.

Mangold mit Hackfleisch

❖ **Zutaten:**

400 g Mangold
400 g Rinderhackfleisch
1 Pack Fetakäse
1 kleine Zwiebel
1 Knoblauchzehe
3 Tomaten
200 ml Gemüsebrühe
1 EL Zitronensaft
2 EL Olivenöl
1 Bund frische Kräuter
½ TL Salz
3 Prisen Pfeffer
½ TL Currypulver

❖ **Zubereitung:**

Zwiebel, Knoblauch sehr fein schneiden. Mangold waschen, Blätter von den Stielen entfernen, Stiele klein schneiden. Tomaten in kleine Stücke schneiden. Kräuter waschen und klein schneiden. Alles zur Seite stellen.
Pfanne heiß werden lassen und das Öl darin erhitzen. Zwiebel glasig anschwitzen, den Knoblauch hinzu geben. Das Hackfleisch darin scharf anbraten, Salz, Pfeffer und Currypulver, 100 ml von der Gemüsebrühe hinzu geben und zirka 10 Minuten köcheln lassen. Die Mangoldstiele hinzu geben und mit dem Rest der Gemüsebrühe und Zitronensaft ablöschen.
Das Fleischgericht bei mittlerer Hitze und mit geschlossenem Deckel zirka 20 Minuten schmoren lassen. Zum Schluss die Mangoldblätter und die Tomaten hinzu geben und weitere 5 Minuten garen lassen. Nochmal abschmecken und die Kräuter hinzu geben.
Den Fetakäse abtropfen lassen und über die Hackfleischmasse bröseln und zirka 2 Minuten erwärmen.

Mangold Suppe mit Joghurt

❖ Zutaten:

500 g Mangold
2 kleine Zwiebeln
1 Knoblauchzehe
1 kleine Möhre
500 ml Naturjoghurt
2 EL Zitronensaft
2 EL Sonnenblumenöl
½ Bund frischer Koriander
½ Bund frischer Schnittlauch
1 TL gemahlener Koriander
1 TL Kurkuma
½ TL Salz
3 Prisen Pfeffer

❖ Zubereitung:

Mangold waschen, Blätter abzupfen, Stiele klein schneiden. Zwiebeln, Knoblauch waschen, schälen und klein würfeln. Möhre waschen, schälen und sehr fein würfeln.

Pfann heiß werden lassen, das Öl hinzu geben. Die Zwiebeln und die Möhre anschwitzen (zirka 5 Minuten), zum Schluss den Knoblauch hinzu geben. Den Mangold hinzu geben, kurz anbraten und mit 750 ml Wasser aufgießen. Mit Kurkuma, Pfeffer und Salz würzen. Alles zum Kochen bringen und mit geschlossenem Deckel auf kleiner Hitze zirka 20 Minuten köcheln lassen.

Koriander und Schnittlauch waschen und klein schneiden.

Suppe von der Herdplatte ziehen und den Joghurt und den Zitronensaft in die Suppe verrühren. Mit den frischen Kräutern bestreuen.

Spargelauflauf mit Crème fraîche

❖ **Zutaten:**

700 g grüner Spargel
400 g grüne Dosen-Bohnen
200 g Crème fraîche
100 ml Sahne
2 EL Zitronensaft
200 g geriebener Käse
3 Prisen Muskatnuss
½ TL Currypulver
½ TL Salz, 3 Prisen Pfeffer

❖ **Zubereitung:**

Spargel nur an den Enden schälen! Roh in eine Auflaufform geben. Bohnen abtropfen lassen, auf den Spargel verteilen. Crème fraîche, Sahne, Zitronensaft und Gewürze mischen, darüber verteilen. Käse darüber streuen und auf 180 Grad zirka 35 Minuten überbacken.

Spargel Suppe mit Kokos

❖ **Zutaten:**

500 g grüner Spargel
1 Zwiebel, 1 Möhre
750 ml Gemüsebrühe
100 ml flüssige Sahne
2 EL Zitronensaft
3 EL Kokoscreme
2 Prisen Cayennepfeffer, ½ TL Chilipulver, ½ TL Salz
2 EL Olivenöl

❖ **Zubereitung:**

Zwiebel, Möhre schälen, in feine Scheiben schneiden, in Öl zirka 8 Minuten garen. Spargel waschen, nur an den Enden schälen, in Stücke schneiden, in der Pfanne zirka 10 Minuten mitdünsten. Alles in einen hohen Topf geben, Gemüsebrühe, Sahne und Kokoscreme sowie Gewürze hinzu geben, kurz aufkochen.

Spargelsalat mit Erdbeeren

❖ **Zutaten:**

500 g grüner Spargel
200 g Erdbeeren
200 g Rucola
100 g flüssige Sahne
2 EL Zitronensaft, 2 EL Balsamicoessig
2 EL gehackte Walnüsse
2 EL Kräuter
2 EL Olivenöl
½ TL Salz, 2 Prisen Pfeffer

❖ **Zubereitung:**

Spargel nur an den Enden schälen! In Salzwasser (1 EL Salz) zirka 15 Minuten garen. Beeren putzen, in Scheiben schneiden. Rucola waschen und auf 2 Teller verteilen. Sahne, Essig, Öl, Gewürzte, Kräuter und Walnüsse mischen und mit dem Spargel und den Erdbeeren mischen. Auf dem Salat verteilen.

Spargel mit Bärlauch

❖ **Zutaten:**

600 g grüner Spargel
300 g grüne Dosenbohnen
1 Zwiebel
200 g flüssige Sahne, 2 EL Zitronensaft
6 Blätter Bärlauch
½ TL Salz, 2 Prisen Pfeffer
2 EL Olivenöl

❖ **Zubereitung:**

Zwiebel schälen, in kleine Würfel schneiden, in der Pfanne mit Öl 6 Minuten garen. Spargel nur an den Enden schälen, in kleine Stücke schneiden, zu der Zwiebel in die Pfanne geben, zirka 10 Minuten garen. Sahne, Zitronensaft, Gewürze hinzu geben, vorsichtig umrühren. Bohnen gut abtropfen lassen, in die Pfanne dazu geben. Bärlauch waschen, in feine Streifen schneiden, kurz dazu geben und auf Tellern anrichten.

Spargelauflauf mit Ziegenfrischkäse

❖ **Zutaten:**

600 g grüner Spargel
200 g Ziegenkäse
100 g geriebener Käse
2 Möhren
1 Zwiebel
2 EL gehackte Walnüsse
1 Bund Basilikum
200 ml flüssige Sahne
2 EL Zitronensaft
½ TL gehackter Rosmarin
½ TL Salz
2 Prisen Pfeffer
2 EL Olivenöl

❖ **Zubereitung:**

Spargel nur an den Enden schälen, in Stücke schneiden, im Salzwasser (1 EL Salz) zirka 10 Minuten garen. Möhren und Zwiebel schälen, klein würfeln und in Öl zirka 8 Minuten garen. Spargel, Möhren und Zwiebeln in eine Auflaufform geben. Ziegenkäse in Stücke schneiden, darüber geben. Sahne, Zitronensaft und Gewürze mischen, über die Masse geben und mit dem geriebenen Käse und Walnüssen überstreuen. Im Backofen bei 180 Grad zirka 35 Minuten backen. Basilikumblätter waschen, klein rupfen und auf den Tellern verteilen.

Spargel mit Orangensoße

❖ **Zutaten:**

700 g grüner Spargel
200 g grüne Dosenbohnen
1 Orange
2 EL Zitronensaft
100 ml flüssige Sahne
1 TL Currypulver
½ TL Salz
3 Prisen Pfeffer
2 EL Parmesankäse
1 EL Olivenöl

❖ **Zubereitung:**

Spargel nur an den Enden schälen! In kleine Stücke schneiden. Im Salzwasser (1 EL Salz) zirka 8 Minuten gar kochen, kalt abschrecken. Auf 2 Teller verteilen. Bohnen abtropfen lassen, auf dem Spargel verteilen. Orange filetieren und in Stücke schneiden, auf den Bohnen/Spargel verteilen. Sahne, Zitronensaft, Gewürze und das Öl mischen und über den Salat geben. Mit dem Parmesan überstreuen.

Spargel gebraten

❖ Zutaten:

600 g grüner Spargel
1 kleine Zwiebel
½ frische grüne Paprika
2 EL Zitronensaft
1 TL Streusüße
½ TL Salz
2 Prisen Pfeffer
2 EL Olivenöl
2 EL frischen Schnittlauch

❖ Zubereitung:

Schnittlauch waschen und in kleine Stifte schneiden, auf die Seite stellen. Spargel nur an den Enden schälen! Zwiebel waschen, schälen und in feine Würfel schneiden. Paprika waschen und in feine Würfel schneiden. Öl in die Pfanne geben und die Zwiebel kurz andünsten. Paprika und den Spargel in die Pfanne dazu geben und kurz anbraten. Dann auf kleiner Flamme das Ganze zirka 10 Minuten garen und die Gewürze und den Zitronensaft dazu geben. Auf den Tellern verteilen und mit dem Schnittlauch bestreuen.

Spargel mit Lachs

❖ Zutaten:

600 g grüner Spargel
200 g Kirschtomaten
400 g Lachsfilets
1 kleiner Fenchel
2 EL Zitronensaft
½ TL Salz
2 Prisen Pfeffer
2 EL Olivenöl
2 EL frischen Schnittlauch

❖ Zubereitung:

Backofen auf 200 Grad vorheizen.
Schnittlauch waschen und in kleine Stifte schneiden, zur Seite stellen.
Spargel nur an den Enden schälen! In zirka 3 cm Stücke schneiden. Fenchel waschen, in zirka 3 cm Stücke schneiden. Tomaten waschen. Pfanne heiß werden lassen und Öl hinzu geben. Spargel, Fenchel zirka 10 Minuten dünsten. In eine gebutterte Ofenpfanne legen, die Tomaten darauf setzten.
Den Lachs mit Zitronensaft und den Gewürzen einreiben und auf das Gemüse setzen. Bei 160 Grad im Ofen backen lassen. Auf die Teller verteilen und mit dem frischen Schnittlauch bestreuen.

Spargel gratiniert

❖ **Zutaten:**

16 Stangen grüner Spargel
3 EL geriebenen Parmesankäse
3 EL geriebenen Goudakäse
2 EL Zitronensaft
2 Prisen Zucker, 3 Prisen Salz, 2 Prisen Pfeffer
4 EL Butter

❖ **Zubereitung:**

Spargel nur an den Enden schälen! Im Salzwasser zirka 4 Minuten garen, abgießen. Auflaufform mit der Hälfte der Butter einpinseln. Spargel hineinlegen, mit dem Zitronensaft, Zucker, Salz, Pfeffer und dem Käse bestreuen. Die restliche Butter darauf verteilen. Im Backofen bei 180 Grad zirka 12 Minuten überbacken.

Spargel mit gekochtem Schinken

❖ **Zutaten:**

12 Stangen grüner Spargel
200 g gekochten Schinken
3 EL geriebenen Parmesankäse
3 EL geriebenen Goudakäse
2 EL Zitronensaft
2 Prisen Zucker, 3 Prisen Salz, 3 Prisen Pfeffer
4 EL Butter

❖ **Zubereitung:**

Spargel nur an den Enden schälen! Im Salzwasser zirka 4 Minuten garen, abgießen. Auflaufform mit der Hälfte der Butter einpinseln. Spargel hineinlegen, mit dem Zitronensaft, Zucker, Salz und Pfeffer streuen.
Gekochten Schinken in schmale Streifen schneiden und auf dem Spargel verteilen. Mit dem Käse bestreuen. Die restliche Butter darauf verteilen. Im Backofen bei 180 Grad zirka 12 Minuten überbacken.

Chicorée mit Rote Bete

❖ **Zutaten.**

2 Chicorée
200 g Rote Bete Scheiben (Glas)
1 Apfel
2 EL gehackte Walnüsse
2 EL Balsamicoessig
1 EL Zitronensaft
2 EL Weißwein
3 EL Schnittlauch
½ TL Salz
3 Prisen Pfeffer
2 EL Olivenöl
1 EL Honig

❖ **Zubereitung:**

Rote Bete gut abtropfen lassen. Chicorée waschen, putzen und 8 große Blätter auslösen. Restlichen Chicorée in kleine Streifen schneiden. Apfel schälen und in kleine Würfel schneiden. Schnittlauch waschen, in Stifte schneiden. Essig, Zitronensaft, Weißwein, Honig, Salz und Pfeffer, Walnüsse und Öl mischen. Rote Bete mit dem Apfel mischen und in die Chicoréeblätter füllen. Die Salatsoße darüber geben, mit dem Schnittlauch bestreuen.

Chicorée Suppe

❖ **Zutaten:**

3 Chicorée
½ Blumenkohl
2 Möhren
1 Zwiebel
1 rote Paprikaschote
750 ml Gemüsebrühe
2 EL Zitronensaft
½ TL Salz
3 Prisen Pfeffer
2 Prisen Muskatnuss
3 EL Schmand
2 EL Olivenöl

❖ **Zubereitung:**

Zwiebel schälen, in kleine Würfel schneiden. Paprika waschen, putzen, in kleine Würfel schneiden. Zwiebel und Paprika im Öl zirka 8 Minuten garen. Chicorée hinzu geben und noch zirka 3 Minuten garen. Blumenkohl waschen, in Röschen zerteilen in der Gemüsebrühe zirka 10 Minuten garen. Inhalte der Pfanne, die Gewürze und den Zitronensaft dazu geben.

Chicoréesalat mit Paprika

❖ Zutaten:

3 Chicorée
1 rote Paprikaschote
1 großer Apfel
200 g Naturjoghurt
3 harte Eier
1 EL flüssige Sahne
2 EL Zitronensaft
2 EL Balsamicoessig
1 EL Honig
1 EL Erdnussöl
½ TL Salz
2 Prisen Pfeffer

❖ Zubereitung:

Paprikas waschen, in dünne Streifen schneiden, in eine große Schüssel geben. Chicorée putzen, klein schneiden. Äpfel schälen und in dünne Scheiben schneiden. Joghurt, Sahne, Zitronensaft, Essig, Honig, Salz, Pfeffer, Öl verrühren, Eier klein würfeln und alles in die Schüssel geben.

Chicorée mit Tomate und Fetakäse

❖ Zutaten:

3 Chicorée
4 Tomaten
3 Knoblauchzehen
400 g Feta-Käse
2 EL Zitronensaft
2 EL Balsamicoessig
1 EL Honig
1 TL Oregano
½ TL Salz
3 Prisen Pfeffer
2 EL Olivenöl

❖ Zubereitung:

Chicorée waschen, putzen in dünne Streifen schneiden. Tomaten waschen und in dünne Scheiben schneiden. In die Schüssel geben. Fetakäse zerkrümeln und in die Salatschüssel geben. Knoblauchzehen schälen und zerdrücken, zusammen mit den Gewürzen, Honig, Essig, Öl, Zitronensaft und Gewürze in die Schüssel geben. Gut durchmischen.

Chicorée mit Mozzarella überbacken

❖ **Zutaten:**

3 Chicorée
1 kleiner Blumenkohl
4 Tomaten
2 Kugeln Mozzarella
100 g geriebener Gouda
200 ml flüssige Sahne
2 EL Zitronensaft
150 ml Gemüsebrühe
1 TL Oregano
½ TL Salz
3 Priesen Pfeffer
3 EL Olivenöl

❖ **Zubereitung:**

Blumenkohl waschen, putzen, in Röschen zerteilen, im Salzwasser (1 EL Salz) zirka 10 Minuten garen, abschütten und in eine Auflaufform geben. Chicorée waschen, putzen in Streifen schneiden und in Öl zirka 3 Minuten dünsten. Tomaten vierteln. Chicorée, Tomaten über den Blumenkohl verteilen. Sahne, Zitronensaft, Gewürze und Gemüsebrühe vermischen und über das Gemüse geben. Mozzarella in Scheiben schneiden und auf dem Gemüse verteilen. Mit dem Gouda bestreuen, auf 180 Grad zirka 35 Minuten überbacken.

Chicorée mit Fenchel und Orange

❖ **Zutaten:**

3 Chicorée
1 Knolle Fenchel
1 Orange
3 EL gehackte Walnüsse
2 EL Zitronensaft
2 EL Balsamicoessig
1 EL Honig
2 EL Schnittlauch
½ EL Salz
2 Prisen Pfeffer
2 EL Olivenöl
3 EL Schnittlauch

❖ **Zubereitung:**

Orange filetieren und in Stücke schneiden, in die Salatschüssel geben. Chicorée waschen, putzen und in dünne Streifen schneiden. Fenchel waschen, putzen. Fenchel in dünne Streifen schneiden. In Öl zirka 5 Minuten dünsten, abkühlen lassen und in die Schüssel geben. Restliche Zutaten dazu geben und gut mischen. Schnittlauch waschen, in Stifte schneiden und drüber streuen.

Chicorée Suppe mit Linsen

❖ Zutaten:

4 Chicorée
200 g fertig gekochte rote Linsen
1 kleine Zwiebel
500 ml Gemüsebrühe
150 ml süße Sahne
1 EL Zitronensaft, 2 EL Orangensaft
2 EL Schnittlauch (waschen, in kleine Stifte schneiden)
2 EL Sonnenblumenöl

❖ Zubereitung:

Die Zwiebel schälen, waschen und in kleine Würfel schneiden. Eine Pfanne heiß werden lassen und die Zwiebel darin dünsten. Chicorée waschen und in Streifen schneiden. Chicorée-Streifen in die Pfanne geben und zirka 10 Minuten mitdünsten. Alles in einen hohen Suppentopf geben. Die Gemüsebrühe hinzu geben. Die Masse pürieren und wieder kurz aufkochen lassen. Sahne, die Linsen, Zitronensaft, Orangensaft und die Gewürze hinzu geben. Auf die Teller verteilen und mit dem Schnittlauch bestreuen.

Chicorée mit Schinken

❖ Zutaten:

4 Chicorée
8 Scheiben gekochten Schinken
4 Scheiben junger Goudakäse
2 EL Butter
2 EL frischer Schnittlauch

❖ Zubereitung:

Schnittlauch waschen und in kleine Stifte schneiden, zur Seite stellen.
Chicorée waschen und kurz im kochenden Salzwasser für zirka 2 Minuten blanchieren, abtropfen lassen. Auflaufform mit Butter ausreiben. Jede Chicorée mit 2 Scheiben Schinken umwickeln und in die Auflaufform legen. Die Chicorée mit Käse belegen und im Backofen bei 180 Grad für zirka 25 Minuten backen. Auf den Tellern verteilen und mit dem Schnittlauch bestreuen.

Chicorée mit Fetakäse

❖ **Zutaten:**

4 Chicorée
1 Pack (zirka 400 g) Fetakäse
4 kleine Tomaten
1 kleine Zwiebel
1 Knoblauchzehe
½ TL getrockneter Oregano
½ TL Salz
2 Prisen Pfeffer
2 EL Olivenöl
1 EL Zitronensaft
2 EL frischen Schnittlauch

❖ **Zubereitung:**

Schnittlauch waschen und in kleine Stifte schneiden.
Chicorée waschen und halbieren. Den bitteren Zweig im Inneren entfernen.
Pfanne heiß werden lassen und das Öl hinzu geben. Chicorée vorsichtig auf beiden Seiten zirka 2 Minuten leicht anbraten. Zwiebel schälen, waschen und in kleine Würfel schneiden. Knoblauch schälen und sehr fein schneiden. Zwiebel, Knoblauch zum Chicorée geben. Tomaten waschen, vierteln und auch in die Pfanne geben. Fetakäse abtropfen lassen und würfeln, auch in die Pfanne geben. Zitronensaft und Gewürze auf der Masse verteilen und das Ganze zirka 5 Minuten köcheln lassen. Auf Tellern verteilen und mit dem Schnittlauch bestreuen.

Chicorée-Auflauf mit Lachs

❖ **Zutaten:**

4 Chicorée
400 g Lachsfilets
200 ml Sahne
2 EL Zitronensaft
1 kleine Zwiebel
2 Knoblauchzehen
200 g junger Goudakäse
2 EL frische Kräuter
½ TL Salz
3 Prisen Pfeffer
½ TL Currypulver
2 EL Sonnenblumenöl
2 EL Olivenöl

❖ **Zubereitung:**

Backofen auf 200 Grad vorheizen. Kräuter waschen und in kleine Stifte schneiden, zur Seite stellen.

Chicorée waschen und halbieren. Auflaufform einfetten, die Chicorée hinein legen. Zwiebel schälen, waschen und in kleine Scheiben schneiden, auf dem Chicorée verteilen. Mit dem Olivenöl beträufeln und auf 180 Grad im Backofen zirka 8 Minuten backen lassen.

In der Zwischenzeit das Lachsfilet abtupfen und in zirka 3 cm große Würfel schneiden. Die Lachsstücke auf dem Chicorée verteilen und zirka 8 Minuten im Backofen weiter garen.

Knoblauchzehe zerdrücken und mit der Sahne mischen, die Gewürze, den Zitronensaft hinzu geben. Auf dem Lachs verteilen und mit Käse bestreuen, mit dem Sonnenblumenöl beträufeln. Weitere 10 Minuten im Backofen bräunen lassen (auf 180 Grad).

Brot-Rezepte als Beilage

Kichererbsen Muffins

❖ **Zutaten:**
400 g Kichererbsenmehl
200 g Butter
1 TL Salz
2 TL Natron
10 Eier
2 EL grob gemahlene Haselnüsse
2 EL grob gemahlene Mandeln

❖ **Zubereitung:**
Eier trennen, Eiweiß steif schlagen. Restliche Zutaten miteinander verrühren. Eiweiß unterheben. Den Teig in Muffinförmchen einfüllen. Bei 180 Grad zirka 40 Minuten backen.

Low Carb Fladenbrot

❖ **Zutaten:**
200 g Frischkäse
6 Eier
1 EL Sesamkörner
1 EL Leinsamen
1 P Backpulver
½ TL Salz
1 EL Olivenöl

❖ **Zubereitung:**
Eier trennen und das Eiklar sehr steif schlagen. In einer zweiten Schüssel das Eigelb und den Frischkäse schaumig rühren. Sesamkörner, Leinsamen und Salz dazugeben, Eischnee vorsichtig unterheben. Backpapier mit dem Olivenöl einstreichen. Auf dem Backblech 6 platte Häufchen verteilen und bei 160 Grad zirka 25 – 30 Minuten backen.

Low Carb Bagel (Auf Vorrat)

❖ Zutaten:

60 g Sesam
100 g Goldleinsamen (fein gemahlen)
70 g Kokosmehl
100 g Magerquark
230 g Mozzarella
3 kleine Eier
3 TL Backpulver
2 Eigelbe (zum Bestreichen)
2 EL Sahne (zum Bestreichen)

❖ Zubereitung:

Goldleinsamen und Kokosmehl mischen. Mozzarella in kleine Stücke schneiden und mit dem Quark vermischen. Über dem Wasserbad (oder Mikrowelle) unter ständigem Rühren zum Schmelzen bringen, abkühlen lassen. Mit den Eiern, Leinsamen und Kokosmehl mit dem Mixer kurz mischen, dann von Hand nochmal gut durchkneten. In einer Frischhaltedose (oder Beutel) im Kühlschrank zirka 2 Stunden kühlen. Den Teig in 8 Portionen teilen. Jedes Teil zu einer Kugel formen und in die typische Bagelform bringen. Bagel auf ein mit Backpapier ausgelegtes Backblech legen. Die Eigelbe mit der Sahne mischen und die Bagel damit bestreichen. Mit Sesam bestreuen – den Sesam etwas andrücken. Zirka 25 – 30 Minuten bei 200 Grad backen (Ober und Unterhitze).

Der Unterschied zwischen Goldleinsamen und Leinsamen ist: Es handelt sich um die gleiche Art Leinprodukte (Linum unsitatissimum). Die braunen oder goldenen Körner stammen von Varietäten und unterscheiden sich in der Fettsäurezusammensetzung und dem Quellvermögen.
Der Goldleinsamen enthält mehr Linolsäure (Omega 6-Fettsäure) und weniger Alpha-Linolensäure (Omega 6-Fettsäure). Er besitzt ein höheres Quellvermögen.

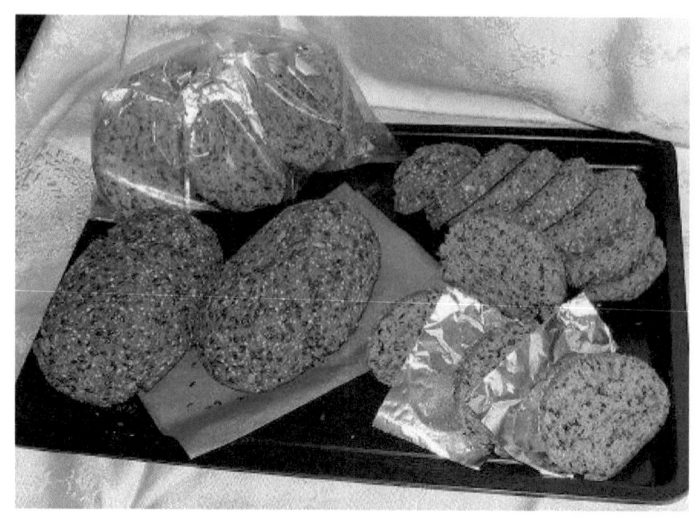

Low Carb Körnerbrot

Menge: Ergibt 10 Brote à 400 g / Pro Brot 8 - 10 Scheiben
Pro 1 Scheibe = 12 Kohlenhydrate

❖ Zutaten:

500 g Sesamkörner
500 g Leinsamen
200 g Sonnenblumenkerne
600 g gem. Mandeln
700 g Eiweißpulver
6 Päckchen Trockenhefe
1 gehäufter EL Salz
6 Eier
250 ml Sonnenblumenöl
750 g sehr warmes Wasser

❖ Zubereitung:

Eine sehr große Schüssel nehmen, alle trockenen Zutaten (auch die Trockenhefe) hinein geben und gut durchmischen. Anschließend alle nassen Zutaten hinzu geben und gut durchkneten.

Der Teig bröselt etwas. Auf einer Waage je 400 g abwiegen und zu einer länglichen (Durchmesser: ca. 7 - 8 cm) Rolle formen. Die Rolle ist ca. 13 - 15 cm lang.

Auf ein Backblech (mit Papier auslegen, NICHT einfetten) passen 6 Brote. Backzeit: zirka 45 Minuten bei 180 Grad.

ACHTUNG: Das Brot vor dem Backen zirka 45 Minuten gehen lassen!

Jedes Brot in ca. 8 - 10 Scheiben schneiden und einfrieren (Zwischen jede Scheibe ein kleines Stück Alufolie legen).

Frisch hält sich das Brot zirka 3 - 4 Tage (Im Kühlschrank).

Gefroren nach Bedarf auf den Toaster legen und jede Seite einmal toasten.

Tipp: Bestreichen Sie ein paar Scheiben des Brotes leicht mit Schmand und legen es auf ein Backblech (mit Backpapier). Mit Gewürzen wie: Etwas Salz, Pfeffer, (wenig Paprika und Pizza-Gewürz) würzen und dann mit jungem Gouda im Backofen bei 160 Grad 10 Minuten überbacken. Dazu Salat reichen.

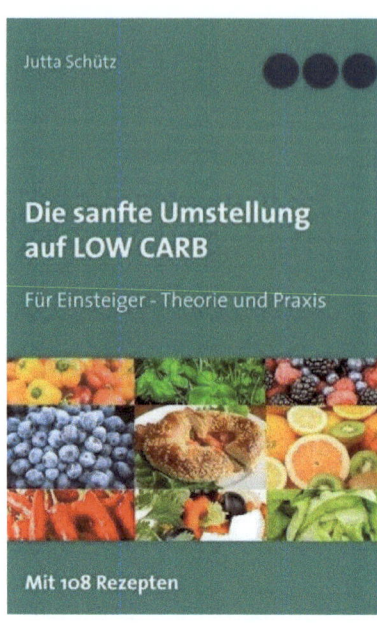

Buchdaten:
Die sanfte Umstellung auf Low Carb
Für Einsteiger - Theorie und Praxis
Mit 108 Rezepten
Autorin: Jutta Schütz
Verlag: Books on Demand
ISBN-13: 9783752849141
(Paperback) 212 Seiten
Auch als E-Book erhältlich
ISBN-13: 9783752883091
Erscheinungsdatum: 30.04.2018
Sprache: Deutsch

Das neue Buch "Die sanfte Umstellung auf Low Carb" ist für Neulinge und Einsteiger genau richtig. Neben Theorie und Praxis gibt es noch 108 kohlenhydratarme Rezepte.

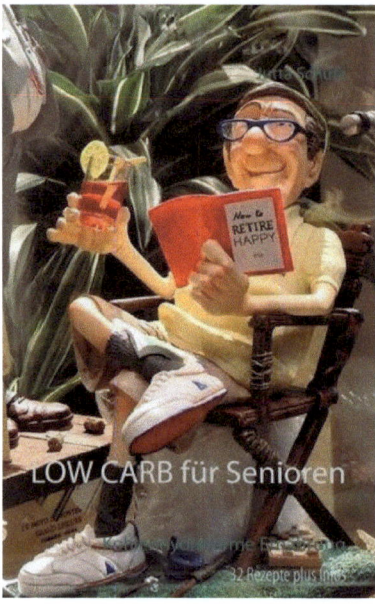

Buchdaten:
LOW CARB für Senioren -
Kohlenhydratarme Ernährung
Autorin: Jutta Schütz
Verlag: Books on Demand
ISBN-13: 9783752877427
Paperback - 56 Seiten
Erscheinungsdatum: 28.05.2018
Sprache: Deutsch
Auch als E-Book erhältlich.

Vitalität und Wohlbefinden sind wesentliche Voraussetzungen für gute Lebensqualität bis ins hohe Alter und eine gesundheitsbewusste Lebensführung zögert die Alterungsvorgänge hinaus.